AF246145

# ASSEMBLÉE GÉNÉRALE DU 15 DÉCEMBRE 1907

## (MATINÉE SCIENTIFIQUE)

---

## LA CLASSIFICATION, LA SYMPTOMATOLOGIE
## ET LE TRAITEMENT DES PULPITES

### sont-ils actuellement définitivement établis ?

---

La diversité même des classifications des enflammations pulpaires qu'on a tour à tour proposées nous laisse déjà supposer que les bases qui leur ont servi d'assises ont été différentes, que chacune d'elles dérive d'un point de départ particulier.

Et en effet selon que les auteurs se sont appuyés sur l'étude des symptômes ou sur celle des altérations anatomiques et physiologiques ou histologiques nous avons eu des classifications différentes.

L'étude des symptômes nous donne avec Dubois, Frey, Godon et la plupart des auteurs classiques, 3 grandes classes :

Pulpite subaiguë ;

Pulpite aiguë ;

Pulpite chronique $\begin{cases} \text{hypertrophique ;} \\ \text{dégénérative.} \end{cases}$

La préoccupation des altérations anatomiques et physiologiques nous fournit avec Redier 2 groupes.

$P_1 \begin{cases} \text{La pulpe a conservé son intégrité anatomique et} \\ \text{physiologique.} \end{cases}$

$P_2 \begin{cases} \text{La pulpe est enflammée, dégénérée, infectée per-} \\ \text{version fonctionnelle.} \end{cases}$

Les recherches microscopiques des altérations pulpaires nous font admettre avec Arkoewy (1) 3 classes se subdivisant à leur tour :

I. PULPITES AIGUËS
1. Pulpites hyperhémiques(congestions).
2. Pulpites aiguës septiques ou superficielles.
3. Pulpites aiguës partielles.
4. Pulpites aiguës totales.
5. Pulpites aiguës partielles purulentes.
6. Abcès de la pulpe.

II. PULPITES CHRONIQUES
1. Pulpites chroniques parenchymateuses.
2. Pulpites chroniques totales purulentes.
3. Pulpites chroniques hypertrophiques.
4. Pulpites chroniques gangréneuses, humides, sèches.
5. Pulpites chroniques idiopathiques ou concrémentielles.

III. PULPITES ATROPHIQUES
1. Pulpites atrophiques simples.
2. id. scléreuses.
3. id. réticulées.
4. id. absolues.

Nous verrons plus loin que certaines variétés de pulpites peuvent être, contrairement à l'opinion actuellement admise, soumises à un traitement conservateur.

D'autres auteurs, s'appuyant sur les traitements, pourront dès lors proposer, changeant la signification des signes de Redier :

$P_1$ La pulpe a conservé ou peut reprendre par le traitement ses fonctions physiologiques.

$P_2$ Les lésions anatomiques de la pulpe sont trop importantes pour lui permettre de récupérer ses fonctions physiologiques. Elle ne peut plus être conservée.

Chacune de ces divisions comprendrait les diverses variétés de pulpite qui y correspondraient.

(1) Nous devons ces connaissances à M. le Professeur Cavalié, qui a étudié les travaux parus à l'étranger sur cette question et les a vulgarisés.

On voit donc par cette diversité qu'aucune classification ne peut, à l'heure actuelle, être considérée comme définitive.

Toutes celles que nous possédons ont une grande valeur, une utilité énorme pour l'étude, mais aucune ne nous renseigne exactement sur le degré de lésion pulpaire en même temps qu'elle nous donne des indications pratiques pour le traitement.

Nous apprécions les degrés d'enflammation pulpaire au moyen d'un certain nombre de symptômes dont certains sont d'une précision remarquable. Minutieusement étudiés par les auteurs anciens, leur nombre s'est accru de nos jours par les travaux de nos Maîtres qui ont apporté à cette étude une contribution importante.

Mais sont-ils malgré cela suffisants ? Nous permettent-ils d'apprécier d'une façon rigoureuse les divers degrés d'altération pulpaire ?

Prenons quelques exemples :

Comment distinguer certain 2ᵉ degré avancé de telle pulpite subaiguë, au début, sans orifice de communication entre la cavité de la carie et la chambre pulpaire, ou pour m'exprimer mieux, comment juger exactement le degré d'altération de la pulpe dans une fin de 2ᵉ degré.

La pulpe est-elle irritée, va-t-elle donner, sous l'obturation précoce, des signes d'enflammation aiguë ?

Dans certains cas semblables, avouons-le, nous manquons de précision. Nous apprécions par tâtonnements, en admettant par prudence le pire. Nous n'avons pas de signe d'une absolue certitude.

Voici un cas plus embarrassant encore.

Une pulpe subit une dégénérescence calcaire, de petits nodules dentinaires se forment lentement, ne provoquant que de très rares douleurs qui retiennent peu ou pas l'attention du malade. Quels sont à ce moment les moyens suffisants pour porter le diagnostic de pulpite chronique par dégénérescence calcaire ?

Certes, des symptômes existent et ont été décrits. Mais ils ne sont pas encore suffisamment nombreux, suffisamment précis pour éviter toute confusion. L'éclairage électrique de la bouche fournit dans certains cas des indications précieuses mais un pareil éclairage ne se trouve pas toujours à la portée du praticien.

C'est alors qu'avec l'obturation immédiate apparaît la série de complications habituelles à ce genre d'erreur (arthrite), complications qui laissent à leur tour perplexe entre le diagnostic de pulpite aiguë ou de gangrène pulpaire. L'obturation enlevée, la cavité pulpaire ouverte, la difficulté de pénétration de la sonde, son contact avec les nodules, la sensibilité diminuée mais réelle dans la partie radiculaire, l'absence de débris pulpaires putréfiés nous permettent à ce moment, c'est-à-dire trop tard de former notre diagnostic.

Il peut en être de même de certaines formes de dégénérescence graisseuse, qui avant l'ouverture de la chambre pulpaire peut, selon que la douleur existe ou non, faire songer, tantôt à un 2e, tantôt à une pulpite subaiguë, tantôt encore à une pulpite aiguë, quelques fois même à un 4e degré.

Encore une fois, nos moyens sont-ils suffisants pour déterminer exactement le degré d'altération pulpaire ?

Nous avons eu à traiter un certain nombre de dents atteintes de dégénerescence calcique et nous nous sommes trouvé aux prises avec ces difficultés. L'étude que nous avons faite de ces cas nous permet de croire que nous pourrons apporter prochainement une petite contribution intéressante au diagnostic de cette variété de pulpites.

Mais, si nous adoptons la classification d'Arkœwy, une série de difficultés bien plus grandes nous attend.

Comment différencier cliniquement une pulpite aiguë superficielle d'une pulpite aiguë partielle, ou une pulpite atrophique simple d'une pulpite atrophique scléreuse ou réticulée ?

Certains auteurs allemands se sont occupés de cette question et nous devons à M. Cavalié de savoir que les degrés de réaction de la pulpe aux impressions thermiques ont servi de base pour apprécier les degrés d'altérations de ce tissu.

D'autres ont encore utilisé ce mode d'exploration électrique M. Cavalié pratique lui-même ce procédé qu'il a amélioré et nous a fait connaître dans un congrès.

De toute façon une évolution dont l'importance n'échappe pas est en train de se faire dans cette voie.

Elle était inévitable, nécessaire et ses résultats seront féconds.

Mais, objectera-t-on, à quoi servent ces classifications, cette diversité de symptômes, cette précision si grande dans le diagnostic ? Il n'y a en réalité qu'une seule maladie : l'inflammation de la pulpe et qu'un seul procédé de guérison radicale : la destruction de cet organe.

Je ne veux pas m'arrêter ici sur la trop grande absence de côté scientifique dans ce raisonnement qui fait fi, qui supprime chirurgicalement tout une grande partie de nos connaissances en pathologie dentaire. J'examinerai au contraire les deux grandes raisons qu'invoquent les partisans de la destruction.

La première est que la destruction du germe est le seul moyen rapide de supprimer la douleur.

La deuxième, c'est que la pulpe, ne pouvant réagir contre l'infection, le mieux est de la détruire dès les premiers signes d'inflammation. Ces deux raisons sont erronées.

Avec le traitement conservateur que j'ai fait connaître, la douleur disparaît bien plus vite qu'avec l'emploi de l'acide arsénieux. Presque toujours elle disparaît dès la fin de la première séance, dans le cabinet même d'opération. Avec la cautérisation arsénicale la douleur plus ou moins vive varie normalement d'une demi-heure à une heure.

De plus il est inexact de dire que la pulpe ne réagit pas à l'infection. Elle se défend au contraire comme tous les autres tissus de l'organisme et, comme eux, est capable de recouvrer ses fonctions physiologiques, lorsque ses moyens de défense sont aidés par un trait ment approprié. *L'intensité de ses lésions anatomiques la limite seule dans ses moyens de réaction. La durée de ses lésions a peu ou pas d'importance.*

Au Congrès pour l'avancement des Sciences à Reims puis à Clermont nous avons donné un traitement conservateur applicable à certaines formes de pulpites et communiqué un certain nombre d'observations relatives à des obturations de pertuis par production provoquée d'ivoire secondaire. Ces formations ne laissent plus de doute à l'heure actuelle : 1° sur la possibilité de guérison d'une pulpe enflammée à certains degrés et 2° sur la possibilité du retour d'une pulpe malade à ses fonctions normales.

Nous avons envoyé de pareilles dents à M. le professeur Cavalié qui a lui-même noté des cas semblables à sa clinique et en a fait des coupes. M. le professeur Redier doit très prochainement nous donner le résultat des examens microscopiques de coupes qu'il fait de dents analogues qu'il a eu l'obligeance de nous demander et que nous lui avons fait parvenir.

Nous pouvons montrer aujourd'hui une de ces obturations naturelles d'ivoire dans une 2me grosse molaire supérieure gauche.

Et d'ailleurs que sont ces formations de nodules calcaires qui s'observent parfois au cours d'inflammations pulpaires, sinon une preuve de cette défense, de cette résistance à l'infection? Et comment expliquer l'intermittence de la douleur que provoquent ces formations intra-pulpaires sinon par ces alternatives d'attaque et de défense?

Le tissu pulpaire n'est pas un tissu disparate. Il est capable comme les autres, de défense, et par suite chaque fois que cette défense lui est possible il doit être conservé et nos efforts doivent tendre vers ce but.

Il est tout au moins curieux d'avoir vu, durant ces dernières années tant de travaux de haute valeur paraître sur les divers modes de destruction de la pulpe, tant d'activité intellectuelle portée vers la destruction et si peu vers la conservation !

Un courant contraire s'établira, nous en sommes certain d'où cette question de la conservation de la pulpe sortira définitivement mise au point. Sans retourner à la « *thérapeutique des petits cotons* » nous ne nous laisserons pas attirer par la séduction trop facile de l'intervention exclusivement chirurgicale.

Notre traitement conservateur sera peut-être amélioré. D'autres formules meilleures pourront être trouvées. Les moyens de conservation pourront même varier selon les degrés d'inflammation. Là non plus nos connaissances ne sont pas définitives.

Ainsi donc dans les maladies de la pulpe, ni leur classification, ni leurs symptômes, ni leur traitement ne sont définitivement mis au point. Il semble même que nous devions entrer prochainement dans une phase nouvelle d'où sortira plus de précision et de laquelle on peut augurer une grande importance.

Avouons-le, malgré les progrès considérables faits durant ces dernières années, il y a trop de place encore pour les tâtonnements, pour les procédés, pour les *trucs*, les préférences personnelles manquant de base scientifique.

Nous ne mettons pas assez à profit nos connaissances anatomiques, histologiques, physiologiques, thérapeutiques pour le traitement de la carie dentaire. Nous ne sommes pas assez des thérapeutes. Nous détruisons trop. Nous savons trop vider une dent, nous ne savons pas assez la conserver, tout au moins dans toute son intégrité normale.

Nous croyons pour notre part à un changement, à une évolution. Nous avons la conviction qu'aux derniers points de vue que nous venons d'examiner nous ne sommes qu'au début de notre science. Des travaux d'une valeur énorme ont paru, nous ont été laissés par nos prédécesseurs. Leur connaissance sera précieuse, indispensable, pour aider à en créer d'autres. Notre activité intellectuelle devra s'engager dans les voies fertiles que je viens d'essayer de signaler..... Mais, hélas ! dans cette noble course notre propre rôle se bornera à entr'ouvrir un peu la porte qui y conduit, puis à céder le pas, bien vite, à nos Maîtres, à nos nombreux confrères bien mieux préparés que nous ne le sommes nous-même à la recherche de ces trésors scientifiques.

Saint-Amand, novembre 1908.

**Présentation d'un cas d'obturation d'un pertuis faisant communiquer la cavité cariée avec la pulpe par formation de dentine secondaire, dans une molaire préalablement atteinte de pulpite et guérie par mes procédés conservateurs.**

20 octobre 1908. M. F. 35 ans. 2ᵐᵉ G. M. S. G. atteinte de pulpite subaiguë (quelques insomnies de courte durée) — coloration normale — absence d'arthrite — sensibilité à l'eau froide et à l'excision normale).

L'excision des dernières couches de l'ivoire ramolli fait naître un pertuis qui fait communiquer la cavité de la carie avec la chambre pulpaire — très légère hémorrhagie.

Je traite la dent par le traitement conservateur et mets un pansement sans gutta.

8 jours après. Aucune douleur n'a été depuis ressentie. La gutta enlevée, le pertuis apparaît en partie obturé. Le travail de calcification s'est produit mais n'est pas définitif.

Au cours d'une nouvelle excision je provoque un nouveau pertuis.

Je traite la dent à nouveau et mets mon pansement excitant (1) pour obtenir l'obturation définitive par sécrétion d'ivoire.

12 jours après. La guérison est maintenue. Le premier pertuis est définitivement obturé par la dentine secondaire de couleur marron-clair.

Le deuxième ne l'est pas encore.

(1) Voir : *Preuves de la valeur du traitement conservateur dans les pulpites* (Congrès de l'A. F. A. S. Clermont, 1908).

www.ingramcontent.com/pod-product-compliance
Lightning Source LLC
LaVergne TN
LVHW051019060726
842524LV00007B/2695